中国家庭感冒防治关爱手册

U0218987

主编　　钟南山　呼吸疾病国家重点实验室主任
　　　　　　　　广州呼吸疾病研究所
　　　　　　　　广州医科大学附属第一医院

编委　　林江涛　中日友好医院呼吸科
　　　　申昆玲　首都医科大学附属北京
　　　　　　　　儿童医院呼吸科
　　　　蔡柏蔷　北京协和医院呼吸科
　　　　黄　慧　北京协和医院呼吸科
　　　　马良坤　北京协和医院妇产科

 中国协和医科大学出版社

图书在版编目（ＣＩＰ）数据

中国家庭感冒防治关爱手册 / 钟南山主编. —— 北京：中国协和医科大学出版社, 2016.11
ISBN 978-7-5679-0663-1

Ⅰ.①中… Ⅱ.①钟… Ⅲ.①感冒—防治—手册 Ⅳ.①R511.6-62

中国版本图书馆CIP数据核字(2016)第254471号

中国家庭感冒防治关爱手册

主　　编：钟南山
责任编辑：于　曦
策划编辑：沈家欢

出版发行：中国协和医科大学出版社
　　　　　（北京东单三条九号　邮编100730　电话65260431）
网址：www.pumcp.com
经销：新华书店总店北京发行所
印刷：北京玺诚印务有限公司

开　　本：889毫米×1194毫米　1/32开
印　　张：2.375
字　　数：26千字
版　　次：2016年11月第1版
印　　次：2018年12月第11次印刷
定　　价：20.00元

ISBN 978-7-5679-0663-1

序 言

世界卫生组织的一项研究表明:人体健康有15%取决于遗传因素，10%取决于社会条件，8%取决于医疗条件，7%取决于自然环境，而60%取决于人们日常的生活方式。通过这项研究我们可以看到，日常的生活方式对我们的身体健康起到了至关重要的作用。现代医学的发展一方面在积极探索疾病的本源，在攻克疾病的道路上摧城拔寨，另一方面正在从以治疗为主向以预防为主发生转变：向大众传播正确的健康知识和理念，有助于我们建立良好的、健康的生活方式，掌握防病治病的方法，从而强身健体、远离疾病，提高生活品质和生命质量。

原卫生部副部长王陇德院士曾指出：每在健康教育方面投入1元钱，就可以在防治疾病上收到6~10倍甚至更大的效益。近年来，慢性非传染性疾病逐渐取代急性传染病，已成为威胁国人健康的主要原因。面对这样的现实，发展健康教育，促进国民健康，成为了解决当今社会主要公共卫生问题的首选对策，具有全局性和战略性的意义。如何将学术上权威可信的医学科普知识有效传递到大众手中，也成为了我们需要研究的一个重要课题。

中国医学科学院健康科普研究中心于2009年成立，多年来，中心致力于研究健康科普传播的方式及标准，推广健康科普知识，服务于政府和广大群众，为规范我国健康科普市场、推动我国健康科普事业的发展、提高人民群众的科学意识和健康水平而努力。健康是不分轻重的，不重视小患就有可能演变成重疾；同样，科普也不分大小。中国医学科学院健康科普研究中心除了关注肿瘤、关注老年病、关注慢性病，举办了大量的公益科普讲座，出版了大量的科普书籍之外，这一次也关注到了我们日常生活中最常见的一种疾病：感冒。

在我们的生活中，感冒似乎一直就是一件小事，并不会像一些严重的疾病得到重视。但实际上，感冒却又以一个"小病"的形态，对每个人的生活造成"大影响"。在中国，每年有超过10亿人次得过感冒，造成大量的误工、误学，影响到我们每个人的工作和生活。更为严重的是，在我长达半个世纪的临床工作中，很多疾病的源头正是"感冒"：2003年的SARS和近些年不时出现的禽流感等都是流感病毒的变异造成的。而对于一些特殊人群，例如孕妇、哺乳期的妇女、儿童和老人，对感冒处理不当，造成的后果有时候可能会危及生命，对整个家庭造成巨大的影响。大众对感冒的认识，大多数来源于亲人、朋友的日常经验，或者网络上的搜索引擎，首先这些信息的获取有可能并非是正确的，同时这些信息是碎片化的，缺乏系统性的了解，这导致了我们对于感冒的认识处于一知半解的状态。

对医学健康知识进行科学普及未必能"治病"，但是却能从源头上对疾病起到"阻击"效果。在《中国家庭感冒防治关爱手册》中，不仅对感冒的病理、病因做了详细的解读和介绍，也针对每一个家庭成员，包括成年人、儿童、孕妇、哺乳期的妈妈、老人都提供了针对性的感冒预防、治疗方案。同时，也重点解决一般人对感冒治疗存在的误区（如动辄就使用抗生素）。而正如书名中突出的"家庭"和"关爱"一样，本书除了讲解感冒后应如何寻求医生的帮助之外，更强调如何通过家庭成员间的相互关怀，让感冒患者更快的得到康复。希望本书的出版能够为中国家庭感冒的防治工作带来有益的帮助！也希望这些权威的健康科普知识得到广泛的推广，造福社会！

钟南山
2016年9月于广州

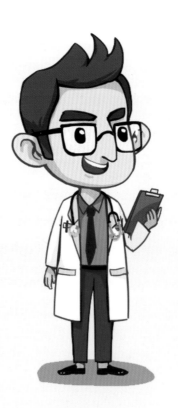

目　录

第一章
认识感冒

　　"感冒"是指病毒引起的急性上呼吸道感染。由流感病毒引起的感冒叫"流行性感冒"；由其他病毒引起的感冒叫"普通感冒"。

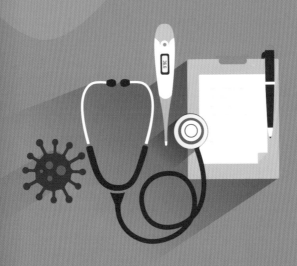

感冒是我们从小到大经历的最常见的一种疾病。虽然它频繁的发生在我们自己、身边的亲朋、同学及同事身上，但是由于司空见惯往往不能引起人们足够的重视。有人觉得感冒是小事，不用吃药扛一扛就能过去；有人说吃药和不吃药，感冒都是7天就能好，索性就不吃药了；甚至有的人说每年感冒发热一次是件好事，可以把身体里有害的病菌"烧死"……这些说法都不够准确，甚至是有误导作用的。

总的来说"感冒"是指病毒引起的急性上呼吸道感染。由流感病毒引起的感冒叫"流行性感冒"；由其他病毒引起的感冒叫"普通感冒"。

我们平时所说的感冒是"普通感冒"和"流行性感冒"的总称。

普通感冒是由多种不同的病毒引起的一种呼吸道常见病，其中30%～50%是由某种"鼻病毒"引起。普通感冒虽多发于初冬，但任何季节都有可能发生，不同季节的致病病毒并非完全一样。

流行性感冒（以下简称"流感"），是由"流感病毒"引起的急性呼吸道传染病。流感病毒存在于患者的呼吸道中，在患者咳嗽、打喷嚏时经飞沫传染给别人。"流感病毒"的传染性很强，由于它容易发生变异，故而即使是患过流感的人在身体内也不会产生对抗流感的抗体；所以当再遇上流感流行的时候，仍然存在被感染的风险。

下面我们给大家讲两个例子，一起来看看"流行性感冒"在历史的长河当中都做了什么惊天动地的事情：

1.20世纪有五次流行性感冒大流行的记载，分别发生于1900年、1918年、1957年、1968年、1977年。其中1918年的一次暴发最为严重。1918年3月，在一处位于美国堪萨斯州的军营发生了流行性感冒，接着在中国、西班牙、英国都发生了流感。这次流感的暴发在刚开始的时候分散在全球各地局部暴发，患者也只有头痛、高热、肌肉酸痛和食欲不振等症状。但到了1918年秋季则迅速扩展为全球性大范围的暴发，患者也开始出现剧烈咳嗽、腹泻、全身剧痛等严重的症状。根据对一些患者尸体解剖表明，由于剧烈的咳嗽甚至导致他们的腹肌和肋软骨撕裂。

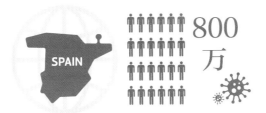

当时在西班牙有800万人感染了流感，就连西班牙国王也被感染了，所以这次流感在历史上被称为"西班牙型流行性感冒"。除了西班牙，美国也遭受重创：1918年10月是美国历史上最黑暗的一个月，20万美国人因患流感而在这个月去世，1918年美国的平均寿命因此缩短了12年。

人们对"艾滋病"、"埃博拉病毒"等传染性疾病闻风色变，一听名字就会觉得很严重，避而远之。但实际上"西班牙型流行性感冒"才是人类历史上最致命性的传染病，在1918～1919年曾经造成全世界约10亿人感染，2500万到4000万人死亡（当时世界人口约17亿人，也有数据说死亡人数达到了7000万到1亿人）。其全球平均致死率约为2.5%～5%，和一般流感的0.1%致死率比较起来是非常惊人的。当时全世界许多城市都限制市民前往公共场所，电影院、舞厅、运动场所等都被关闭长达超过一年，严重地影响了社会、经济的发展。

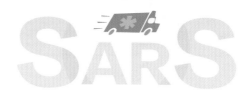

　　2.第二个例子就离我们很近了，那就是我们都听说过的SARS和禽流感。SARS于2002年在中国广东顺德首发，并迅速扩散至东南亚乃至全球，直至2003年中期疫情才被逐渐消灭。在此期间发生了一系列事件都给我们留下了深刻的印象：包括医务人员在内的多名患者死亡；各地从隐瞒疫情到着手处理直至最后控制；世界各国对这次流感的应急处理；病原微生物的发现及命名；联合国、世界卫生组织及多国媒体的广泛关注等。

　　禽流感即人感染禽流感，是由禽流感病毒引起的人类疾病。禽流感病毒，属于甲型流感病毒，根据禽流感病毒对鸡/火鸡的致病性的不同，分为高、中、低/非致病性三级。由于禽流感病毒的血凝素结构等特点，一般感染禽类。但当病毒在复制过程中发生基因重配，致使结构发生改变，从而获得感染人的能力，造成人感染禽流感。至今发现能直接感染人的禽流感病毒亚型有：H5N1、H7N1、H7N2、H7N3、H7N7、H9N2和H7N9亚型。其中，高致病性H5N1亚型和2013年3月在人体上首次发现的H7N9亚型尤为引人关注，不仅造成了人类的感染和伤亡，也重创了家禽养殖业。中国畜牧业协会提供的统计数据显示仅仅在H7N9暴发之后的一周时间内，我国家禽行业的损失就高达100亿元人民币。

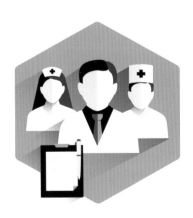

儿童、孕产妇、哺乳期的妈妈、工作压力大的年轻人、老年人和患有慢性疾病的人群，尤其要注意防范感冒的发生。

在现实生活中，我们不难发现感冒就像一个欺软怕硬的小坏蛋，专门寻找薄弱环节乘虚而入：抵抗力较弱的儿童、孕产妇、哺乳期的妈妈、工作压力大的年轻白领、老年人和一些长期患有慢性疾病的人，在轻微的受凉、淋雨、气候变化、疲劳、精神压力过大等情况下，都有可能使已存在于上呼吸道的或从外界侵入的病毒迅速繁殖，从而诱发感冒的发生。同时我们也会注意到：

（1）我们也许遇到过有的老人平时身体比较健康，偶然得了感冒也没有引起足够的重视，拖拖拉拉过了很久才好。但是自从这次感冒以后，身体状况就每况愈下，抵抗力急剧下降，各种疾病接踵而至。

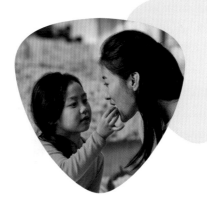

（2）感冒的症状可能是很多疾病的前兆，比如麻疹，脊髓灰质炎，脑炎，甚至艾滋病等疾病的初期都会有上呼吸道感染的症状。

（3）很多人感冒的后期也会引起一些并发症，比如扁桃体炎、中耳炎、下呼吸道感染、肺炎，甚至是急性肾小球肾炎、心肌炎等。

综上所述，我们可以得出一个结论：感冒并不是"小病"，我们要对它引起足够的重视。作为家庭来说对于感冒要以预防为主，万一得了感冒一定要积极治疗、适当休息、保持健康心态，家人也应该给予患者比平日里更多的关爱，让患者保持愉悦的心情，为患者提供舒适的环境和合口的饮食都会加快他们的康复。

2014年8月，一项针对全球18岁以上，来自澳大利亚、巴西、中国、法国、德国、匈牙利、印度、印度尼西亚、意大利、墨西哥、波兰、俄罗斯、西班牙、乌克兰和美国，一共15个国家的超过15000名志愿者进行的调研结果显示：在所有的受访者中，84%的中国受访者在过去的一年里得过感冒或流感，位居所有国家的第一位；平均每年患感冒或流感的日期约为18.5天；在治疗方式上，79%的中国受访者在感冒来临之际会选择看医生。虽然大多数医生和药师建议感冒患者在家休息更有利于康复，同时也可避免将疾病传播给他人，但是依旧有75%的受访者曾在感冒或流感期间坚持工作。在这一点上中国的受访者与欧美国家的受访者相比，对于感冒的认知和态度大相径庭。来自美国的受访者非常重视感冒，当人们一旦出现感冒症状的时候就会请假休息，"带病工作"被视为不道德的行为；而在中国的受访者当中，大多数在出现感冒症状时会选择忽视感冒对生活的影响，认为感冒并不重要，经常"带病工作"，甚至被认为这是一种"敬业"。来自中国的受访者只有在出现持续发热或持续严重咳嗽等感冒症状时，才会去医院就诊。这其中又有相当比例的患者直接选择到社区医院要求医生对其进行输液治疗。

我们对一件事物的态度取决于自身对这件事物的认知程度，要改变对"感冒"的认识，就需要通过下面几个章节，让我们一起来全面的了解一下这位身边的这位"老朋友"和"新朋友"。

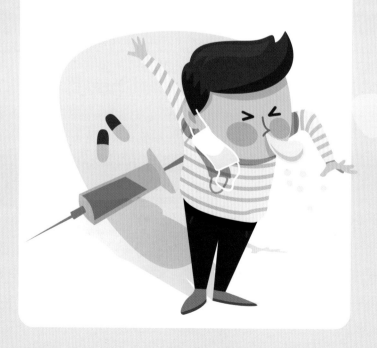

第二章

家庭
普通感冒的防治

　　普通感冒大部分是由病毒引起的，鼻病毒是引起普通感冒最常见的病原体。季节的变化、人群拥挤的环境、久坐的生活方式、年龄、吸烟、营养不良、过度疲劳、失眠、免疫力低下、应激等因素都会诱发感冒的发生。

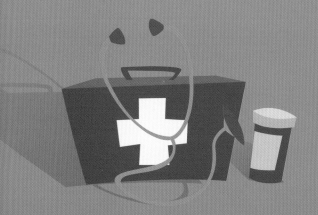

通过第一章我们对"流感"历史的回顾，大家可以看到"流感"的危害性是很严重的，而我们家庭当中更多见的还是普通感冒。首先因为"流感"的临床症状与"普通感冒"相比无特殊性，极易混淆，所以我们先通过一些方式和方法来区分一下"流感"和普通感冒。通常来看：

1　"流感"的全身症状比普通感冒要重，常常有比较明显的头痛、全身肌肉酸痛和乏力。

2　"流感"发病的季节性较为明显，我国北方地区为11月至次年3月多发，而在南方地区为3月至6月多发。而普通感冒的发病季节性不明显。

3　"流感"一般伴有寒战和高热（39℃～40℃），普通感冒一般不发热，即便发热也是中度或轻度的，没有寒战。

4　"流感"引起的发热一般持续3～5天，普通感冒的发热一般持续1～2天。

5　"流感"容易引起并发症，普通感冒一般不会。

6　通过去医院的检查化验报告，请医生进行区分。

普通感冒的症状和危害看上去都比"流感"要小，是不是我们就不用在意了呢？其实并不是这样的，感冒会影响到我们的学习和工作状态，会影响到我们的社交活动，会影响和传染到身边的亲朋好友，也会蚕食我们自身的身体健康。同时，因为普通感冒经常发生，更需要我们从基础认知、预防、治疗等各方面全面的了解，以便在我们自己或者家人发生感冒的时候更好的应对。

一、为什么会得感冒呢？

普通感冒大部分是由病毒引起的，鼻病毒是引起普通感冒最常见的病原体。季节的变化、人群拥挤的环境、久坐的生活方式、年龄、吸烟、营养不良、过度疲劳、失眠、免疫力低下、应激等因素都会诱发感冒的发生。

二、普通感冒都有什么症状呢？

普通感冒常在季节交替时发病，尤其以冬、春季节交替的时候发病较多，起病较急。早期症状主要以鼻部卡他症状为主，伴有喷嚏、鼻塞、流清水样鼻涕；初期也会有咽部的不适感，比如咽干，咽痒或烧灼感。在2～3天之后鼻涕会变稠，同时可能伴有咽痛或声音嘶哑。有时由于上

卡他是拉丁文里的用词，意思是液体不断的向下滴流的意思。在临床上用于形容黏膜渗出液多。

普通感冒常在季节交替时发病，没有并发症的感冒一般在5~7天后可以痊愈。

呼吸道发炎可能会出现听觉减退和味觉减退，也可能会出现流泪、呼吸不畅、咳嗽、少量咳痰等症状。一般不会发热或仅有低热。严重的普通感冒患者除发热外，会感觉全身乏力不适、畏寒、四肢酸痛、头痛及食欲不振等全身症状。无并发症的普通感冒一般5~7天后可痊愈。老年人和儿童容易出现感冒并发症。若自身有慢性病或者正患有其他疾病的普通感冒患者则症状较重，容易出现并发症，使康复的过程延长。

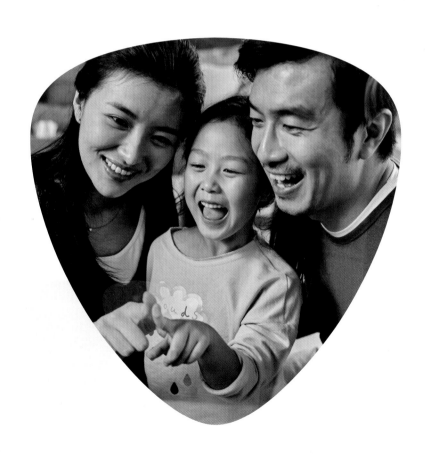

三、与其他疾病的区分

普通感冒除了要与流感进行区分，它的很多症状在其他常见疾病中也会发生，大家要从以下几个方面进行区分：

1.急性细菌性鼻窦炎：致病菌多为肺炎链球菌、流感嗜血杆菌、葡萄球菌、大肠杆菌及变形杆菌等，临床多见混合感染。多在病毒性上呼吸道感染后症状加重。主要症状为鼻塞、脓性鼻涕增多、嗅觉减退和头痛。急性鼻窦炎患者可伴有发热和全身不适症状。所以，如果我们发现鼻涕异常，要考虑是否发生了鼻窦炎而不是得了感冒。

2. 过敏性鼻炎：分为季节性和常年性两种，一般在接触过敏原后（如花粉等）发生阵发性喷嚏，流清水样鼻涕。突发性的一阵喷嚏流涕过后，又好像什么都没发生过一样，和常人无异。仅表现为鼻部症状或感疲劳，一般无发热等全身症状，且病程较长，常年反复发作或季节性加重。这种情况要到医院就诊，查清过敏原，并避免接触。

3. 链球菌性咽炎：主要致病菌为A型β-溶血性链球菌。其症状与病毒性咽炎相似，发热可持续3~5天，所有症状将在1周内缓解。多发于冬、春季节；以咽部炎症为主，可有咽部不适、发痒、灼热感、咽痛等，可伴有发热、乏力等。大家肯定都会有印象，在得了感冒去医院检查的时候，大夫会让我们张嘴，然后用一根压舌片压住我们的舌头观察咽部是否有变化，这个时候检查就会发现咽部明显充血、水肿。颌下淋巴结肿大，用手去摸的时候会感觉疼痛。所以当我们发生这些症状的时候，要考虑是否为急性咽炎发作。

4. 疱疹性咽峡炎：发病季节多发于夏季，常见于儿童，偶见于成人。咽痛程度较重，多伴有发热，病程约1周；有咽部充血，软腭、腭垂、咽及扁桃体表面有灰白色疱疹及浅表溃疡。儿童的感冒尤其要引起爸爸妈妈们的重视，儿童不会表达自己的病情，所以家长要在发现孩子有了感冒症状的时候注意观察，加倍用心呵护。

综合以上四点我们可以看到，当一些症状发生的时候，比如：发热、咽痛、流鼻涕等，并不见得是普通感冒，而是很有可能患有其他疾病，如果仅凭个人判断是普通感冒并服用感冒药物很可能会延误病情。所以当发生感冒症状，而且自行服用治疗感冒的药物但不能缓解时，应尽早就医请大夫通过化验检查等手段进行确诊，对症治疗。

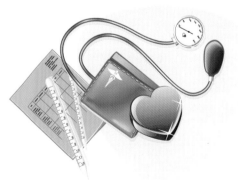

四、普通感冒该怎么治疗呢？

1 治疗原则：由于目前还没有针对感冒的特效抗病毒药物，所以主要是对症治疗，以缓解感冒症状为首要目的，同时注意休息、适当补充水分、保持室内空气流通，避免继发细菌感染。

2 一般治疗：普通感冒的患者应适当休息。有发热症状、病情较重或年老体弱的患者应卧床休息，要戒烟、多喝水、保持清淡的饮食、保持鼻咽及口腔卫生。感冒患者使用药物治疗时应首选口服药物，避免无根据的盲目去医院静脉输液治疗。

静脉输液仅适用于以下几种情况：

(1)因感冒导致患者原有基础疾病加重，或出现并发症，需要静脉给药。

(2)由于患者严重腹泻或高热导致脱水、电解质紊乱，需补充水和电解质。

(3)由于胃肠不适、呕吐而无法进食，需要通过补液维持身体基础代谢。

感冒患者要避免无根据的盲目去医院输液治疗。

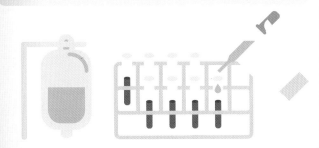

3 药物治疗：普通感冒的药物治疗应以对症治疗药物为主。常用的药物种类如下：

1 减充血剂：这一类药物可以使感冒患者肿胀的鼻黏膜和鼻窦的血管收缩，有助于缓解感冒引起的鼻塞、流涕和打喷嚏等症状。伪麻黄碱能选择性收缩上呼吸道血管，对血压的影响较小，是普通感冒患者最常用的减充血剂。中医药有着悠久的历史，中国人使用"麻黄"治疗呼吸系统疾病已有超过5000年的历史，1885年日本人长井长义从麻黄中提取到"盐酸伪麻黄碱"这一成分。长期以来盐酸伪麻黄碱因其在缓解鼻充血时的安全有效性，获得了全世界专业医疗人员的青睐，广泛地应用于这一类感冒药物当中。其他同类药物如麻黄素等如超量使用或使用不当，有可能导致血压升高，在使用时应特别注意。除口服药物外，还可直接使用滴鼻剂或喷鼻剂类的药物，但一般连续使用不宜超过7天。

2 抗组胺药：该类药物具有抗过敏的作用，通过阻断组胺受体抑制小血管扩张，降低血管通透性，有助于消除或减轻普通感冒患者的打喷嚏和流涕等症状。但该类药物的常见不良反应包括嗜睡、感觉疲乏等。这就是我们经常在吃过感冒药之后"犯困"的原因，所以从事车船驾驶、登高作业或操作精密仪器等行业工作者在感冒以后要慎用这类药物。

第一代抗组胺药，如马来酸氯苯那敏（扑尔敏）和苯海拉明等，具有穿过血脑屏障、渗透入中枢神经细胞与组胺受体结合的能力，因其具有一定程度的抗胆碱作用，有助于减少分泌物、减轻咳嗽症状，因此推荐其为普通感冒的首选药物。第二代抗组胺药尽管具有非嗜睡、非镇静的优点，但因其无抗胆碱的作用，故不能镇咳。抗组胺的鼻喷剂局部作用较强，而全身不良反应较少。

3　镇咳药：感冒当中最让我们头痛的症状就是咳嗽了，咳嗽会影响我们的日常工作、学习和睡眠。常用的镇咳药根据其药理学作用特点分为两大类：

中枢性镇咳药：为吗啡类生物碱及其衍生物。该类药物直接抑制延髓咳嗽中枢而产生镇咳作用。根据其是否具有成瘾性和麻醉作用又可分为依赖性和非依赖性等两类。①依赖性镇咳药：如可待因，可直接抑制延髓中枢，镇咳作用强而迅速，并具有镇痛和镇静作用。由于具有成瘾性，仅在其他治疗无效时短暂使用。多种非处方性复方镇咳剂均含有这一类成分，所以我们日常去药店买这一类感冒药的时候，大家就明白为什么药师会要求大家出示身份证进行登记并限制每次购买的数量。②非依赖性镇咳药：多为人工合成的镇咳药。如右美沙芬，是目前临床上应用最广的镇咳药之一，作用与可待因相似，但无镇痛

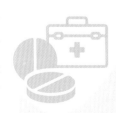

和镇静作用，治疗剂量对呼吸中枢无抑制作用，亦无成瘾性。

周围性镇咳药：通过抑制咳嗽反射弧中的感受器、传入神经及效应器中的某一环节而起到镇咳作用。这类药物包括局部麻醉药和黏膜防护剂。①那可丁：阿片所含的异喹啉类生物碱，作用与可待因相当，无依赖性，对呼吸中枢无抑制作用。适用于不同原因引起的咳嗽。②苯丙哌林：非麻醉性镇咳药，可抑制外周传入神经，亦可抑制咳嗽中枢。

4　祛痰药：在感冒的过程当中，除了咳嗽对我们造成很大的困扰之外，有痰咳不出来造成呼吸困难也是最难受的症状之一。祛痰药的作用机制包括：增加分泌物的排出量、降低分泌物黏稠度、增加纤毛的清除功能。常用祛痰药包括愈创木酚甘油醚、氨溴索、溴乙新、乙酰半胱氨酸、羧甲司坦等。其中愈创木酚甘油醚是常用的复方感冒药成分，可刺激胃黏膜，反射性引起气道分泌物增多，降低黏滞度，有一定的舒张支气管的作用，达到增加黏液排出的效果。常与抗组胺药、镇咳药、减充血剂搭配一起使用。相信大家看完这一段之后，就能理解为什么在口服过祛痰药之后就会有呼吸变得顺畅的感觉了。

5　解热镇痛药：主要针对普通感冒患者的发热、咽痛和全身酸痛等症状。该类药物如对乙酰氨基酚、布洛芬等，通过减少前列腺素合成，使体温调节中枢产生周围血管扩张、出汗与散热而发挥解热作用，通过阻断痛觉神经末梢的冲动而产生镇痛作用。对乙酰氨基酚是其中较为常用的药物，但应注意对乙酰氨基酚超量使用可能造成肝损伤甚至肝坏死。也有报道称，布洛芬可能掩盖病情而增加感染的严重程度，所以要谨慎使用，建议在医生指导下服用此类药物。

看了那么多药物缓解感冒症状的原理和作用，我们得一次感冒需要每一种药都吃吗？其实是不用的，因为目前市场上的感冒药大多为复方制剂，虽然品种繁多但是成分相同或相近，药物作用大同小异，基本都含有上述成分。因此，患者在选择复方抗感冒药的时候应只选择其中一种，如同时服用两种以上药物，可导致重复用药、超量用药，增加上述药物不良反应的发生率。

有研究资料显示，对早期仅有鼻部卡他症状的感冒患者，服用盐酸伪麻黄碱和氯苯那敏（扑尔敏）第1天，鼻塞、流涕、打喷嚏、流眼泪症状即有改善，服药4天后上述症状改善均达到90%左右，表明这一组合可迅速改善或消除鼻部症状。因此，伪麻黄碱和氯苯那敏作为经典复方组合推荐用于治疗早期仅有鼻部卡他症状的感冒的治疗。当在鼻部卡他症状基础上出现咳嗽、全身酸痛、发热等症状时，建议服用含镇咳成分和解热镇痛成分的感冒药。由于普通感冒是一种自限性疾病（自限性疾病：疾病在发生发展到一定程度后能自动停止，并逐渐恢复痊愈。只需对症治疗缓解症状，靠自身免疫就可痊愈的疾病），因此普通感冒用药不应超过7天，如果7天后上述症状仍未明显好转或消失，应及时去医院明确诊断，给予进一步治疗。

4 大家可能会问，为什么上面这么多药物没有提到"消炎药"呢?

普通感冒是一种自限性疾病，多由病毒感染引起，"消炎药"也就是抗菌药物，"抗"的是"细菌"不能杀灭"病毒"，故不建议用抗菌药物治疗普通感冒，且抗菌药物预防细菌感染是无效的。

虽然抗菌药物治疗普通感冒无效，但依旧有大约50%的患者在无医生指导的情况下，应用抗菌药物治疗普通感冒。而抗菌药物应用过程中会产生消化道副作用，滥用抗菌药物还易诱导细菌耐药发生。只有当感冒合并细菌感染时，才应在医生指导下应用抗菌药物治疗，如感冒并发鼻窦炎、中耳炎、肺炎等。目前尚无专门针对普通感冒的特异性抗病毒药物，普通感冒无须使用抗病毒药物治疗。过度使用抗病毒药物有明显增加相关不良反应的风险。

医生不建议感冒患者擅自使用"消炎药"进行治疗，不当使用"消炎药"会增加相关不良反应的风险。

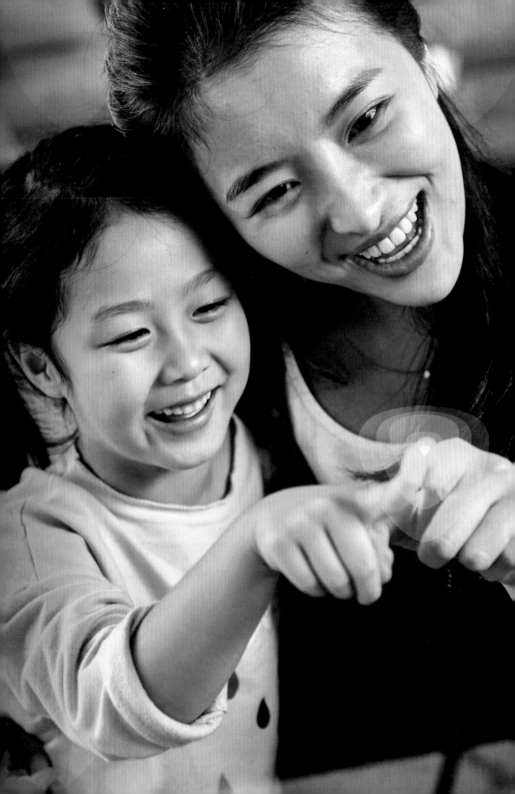

五、特殊人群的感冒防治

1 儿童患感冒有什么特点，治疗应该注意什么？

一般来说，儿童感冒如果治疗及时并护理得当，那么孩子3~5天即可痊愈。但如果孩子体质较差，病情较重或治疗不及时，就可能并发急性支气管炎、肺炎、病毒性心肌炎等疾病。这些疾病会影响儿童的生长发育和身心健康，严重时可危及生命。由于非处方感冒药物在2岁以下幼儿中应用的安全性尚未被确认，因此家长不能擅自给2岁以下的普通感冒患儿服用药物，尤其不能按成人感冒的用药、用量给孩子服用。若其症状必须用药控制，则应在医生的指导下使用国家药政部门批准在幼儿中使用的药物。儿童发热应慎用阿司匹林等水杨酸类药物，因为错误地使用此类药物有可能诱发Reye综合征（瑞氏综合征）并导致患儿死亡。因此，儿童感冒不可轻视，家长们要根据以下提示及时做好防治措施。

1 少用药：如果孩子不发热，且精神好，那么可能只要注意多喝水、多休息，不必要特别用药。孩子感冒后切忌胡乱用药，不要随便给孩子吃抗生素类药物。一定要遵医嘱用药，以免用药不当，引发药物不良反应。

2 少外出：孩子感冒后，尽量不带孩子去人群拥挤、空气污浊的室内公共场所玩耍，以免并发其他的感染。让孩子在家里把感冒"养好"，可以适当在环境良好的场所适当活动，避免过劳。

3 多休息：孩子感冒之后一定要让孩子充分休息，睡足觉。有的时候孩子在感冒之后会"贪睡"。妈妈们不要太过担心，这是正常的情况。感冒期间增加孩子的睡眠时间，对感冒的恢复是非常有帮助的。

4 多喝水：孩子感冒发热后一定要注意给孩子补水，可以喝温开水或喝一些有营养的汤、菜水或者果汁，也可进食一些含水分多的水果。晚上也要记得给孩子补水。

5 多洗手：一般孩子在感冒后流鼻涕时，都喜欢用手去抹，所以宝妈一定要让孩子养成良好的卫生习惯。感冒期间要更加注意多洗手。饭前饭后、便前便后要养成洗手的习惯，不然细菌容易由手上传到身体内。

6 多通风：孩子感冒后我们一定要注意房间的通风，保持室内空气清新。此外，妈妈们还要注意房间的湿度。干燥的环境会让孩子鼻塞加重。如果当地环境比较干燥的话，妈妈们可通过加湿器调节室内湿度。

7 遵医嘱退烧：如果孩子感冒后发热的话，我们首先做的就是给孩子退烧。低热可采用物理

儿童感冒要注意：
1.少用药；
2.少外出；
3.多休息；
4.多喝水；
5.多洗手；
6.多通风；
7.遵医嘱退烧；
8.重症需及时送医；
9.情感沟通不能少；
10.适度运动有必要。

降温。如腋温超过38.5℃，最好及时就医，查找病因，遵照医嘱服用退热药物等，不要擅自用药。

8 重症需及时送医：重症需及时送医：当孩子感冒连续几天不见好转，体温超过38.5℃，或伴随呕吐、腹泻、腹痛等其他症状时候，就需要送孩子去医院。条件允许的情况下，一定要去儿童专科医院或综合医院的儿科就诊。

9 情感沟通不能少：1分关心，10分疗效。孩子感冒的时候，父母要告诉孩子"感冒不可怕，很快就能恢复"等语句，帮助孩子树立正确对待疾病的态度，舒缓孩子的情绪，从而保证情绪稳定，有助于身体康复。

10 适度运动有必要：要培养儿童做适度的户外活动和体育锻炼，增强免疫力抵抗感冒等疾病的侵袭。

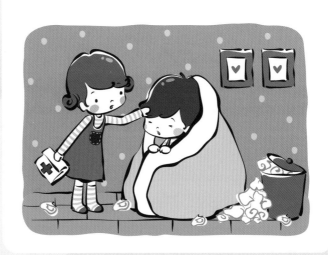

2 治疗孕妇感冒有什么特别要注意的地方？

由于准妈妈在怀孕期间的鼻、咽、气管等呼吸道黏膜会发生肥厚、水肿、充血等变化，而且准妈妈们自身的免疫系统为了迎接新生命的到来会发生调整和改变，对外来的病毒抵抗力较差，因此孕妇不仅会比一般人更容易受到感冒病毒的侵犯，各种感冒症状还会持续较久的时间。感冒发生在普通人身上是经常被忽视的"小事"，但是一旦发生在孕妇身上就变成了全家人的"大事"：除了担心孕妇自身的健康，也会担心感冒是否会影响到肚里的宝宝的生长发育。那么如果孕妇们感冒了，我们该如何应对呢？

1 孕妇不能擅自使用含有阿司匹林、双氯芬酸钠、苯海拉明、布洛芬、右美沙芬成分的药物，以免影响胎儿发育和生长。刚怀孕的前三个月内禁用含有愈创木酚甘油醚的药物。

2 家人要注意孕妇的饮食：要清淡，多喝温水、多喝汤、多喝粥、多吃富含维生素C的新鲜蔬菜和水果；切忌吃引起上火的东西，如尽量不要吃瓜子、不要吃烧烤，炒菜的时候不要加辣椒，也不要吃生冷的食物。这样做可以缓解孕妇因感冒带来的咽痛症状。也可以喝一点姜汤，这对缓解鼻塞等症状是有一定帮助的。

孕妇不可以擅自使用感冒药，因为一些药物成分极易影响到胎儿的生长发育，一定要遵医嘱。

孕妇感冒要注意饮食清淡、多休息、适度运动，同时需要家人给予更多的关心和爱护。

3 要多休息，尽量能请假在家静养，避免劳累与压力。在疾病流行期间，孕妇应注意个人卫生，不到人口密集的场所，不接触感冒的病人，家中居室要经常通风换气，保持温度和湿度适宜。

4 感冒好了要增加一些身体锻炼提高免疫力。如果一周左右感冒症状还是没有缓解，或日益加重，请尽快就医，需要注意的是，切记，孕妇不能在没有医生的允许下随便吃药，会影响胎儿。

5 孕妇因为怀孕后身体和思想负担加重，在情绪上也更容易受到感冒症状的影响。此时，家人应该给予更多的宽容和忍让、更多的关心和爱护，确保孕妇的情绪平稳，更快从感冒中康复。

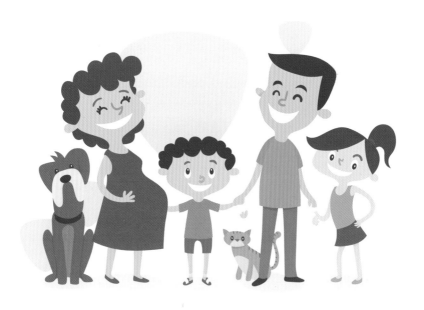

3　哺乳期的妈妈得了感冒应该注意什么？

对于哺乳期的新手妈妈来说，得了感冒一定是左右为难的事儿：吃药，病好得快，但又担心药物会进入乳汁而影响宝宝的身体健康；不吃药，身体又虚弱乏力，难以摆脱感冒的种种症状，不能接触宝宝，更无法照料宝宝。那么，妈妈到底应该怎么正确对抗哺乳期的感冒呢？哺乳期确实是特殊时期，在此期间若妈妈感冒了，对待方法肯定也不一样。因为无论妈妈们吃的食物还是药物都会被身体吸收然后融入乳汁中，哺乳时宝宝吸了乳汁就容易造成间接食用。所以哺乳期的妈妈得了感冒要注意以下几点：

1　如果感冒了但不伴有发热时，只需多喝热水，吃清淡易消化的饮食，喂过宝宝后，抓紧一切空闲好好休息，尽量保证睡眠时间。如果宝宝有吃"夜奶"的习惯，也可以适当提前宝宝吃夜奶的时间。至于照顾宝宝的任务，爸爸们就要主动承担喽。

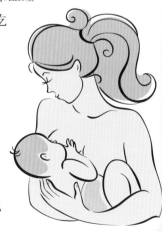

2　如果感冒后伴有高热，妈妈们不能很好地

进食，身体感觉非常不适，应及时到医院就诊，医生常常会给输液，必要时会使用对哺乳影响较小的抗生素。妈妈在这个时候还要多喝水或者新鲜果汁，多吃清淡易消化的食物，好好休息，这样，病情会很快好转的。

3　不吃药的话可以给宝宝喂奶。刚出生不久的宝宝自身带有一定的免疫力，不用过分担心疾病通过乳汁会传染给宝宝而不敢喂奶。不过在母乳喂养的同时要注意，妈妈还是会通过呼吸道传播将病毒传染给宝宝的，包括妈妈眼睛的分泌物、鼻腔分泌物、唾液等。所以在这种情况下，妈妈在喂奶时要戴好口罩，勤换衣服、勤洗手。除了喂奶的时候，平常不要跟宝宝过多接触。

4　如果妈妈出现了发热状况，就要停止喂奶了，高热期间需暂停母乳喂养1～2天。停止喂养期间，还要把乳房乳汁吸出，以避免乳腺炎，保持之后的母乳喂养。这时可以给宝宝喂点米汤或者配方奶，并要注意给宝宝补水。

5　服用感冒药物的注意事项：哺乳期母亲吃药对宝宝是否有影响，取决于药物的性质及其在乳汁中的浓度。哺乳期母亲吃药后，经胃肠道吸收到血循环，其中有1%～2%的药物可转运到乳汁，这一剂量对婴儿一般不会产生不良作用。尽管如此，哺乳期母亲对异烟肼、甲硝唑（灭滴

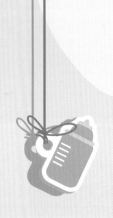

哺乳期的妈妈感冒如果不发热也没有吃药是可以给宝宝喂奶的。

灵）、庆大霉素、卡那霉素、链霉素、红霉素、磺胺类、氯霉素、可待因、吗啡等药物的使用要慎用，以防引起新生儿的毒性反应。同时哺乳期母亲尽量不使用苯海拉明、马来酸氯苯那敏、金刚烷胺等，因为这些药物能通过乳汁影响幼儿的生长发育。一般情况下妈妈们很难区分哪种药物含有以上成分，所以去医院让大夫开药是最保险的方法。

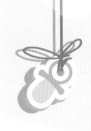

6　要注意休息：宝宝出生后的饮食、睡眠都很不规律，很多宝宝都有吃"夜奶"的习惯，妈妈们的生活规律也被打乱。但是，如果长期颠倒黑白，对妈妈的影响十分大。新妈们，尤其哺乳期的妈妈，可以通过白天小睡、午睡等零散的时间，让身体得到充分的休息，从而避免过度劳累。

7　即便"坐月子"时也要适度运动：在我们的传统里，刚分娩完的妈妈一定要好好休息很长一段时间，认真调理自己的身体，这段时间就是我们常说的"坐月子"。而"坐月子"的妈妈是被要求一定不能劳累，不要运动的，最好就是乖乖待在床上休息。殊不知，度过了产后的最初几天，新妈妈如果适当锻炼，对产后恢复都有帮助。就像平时一样，运动会增强体质，能够增加抵抗力。

8 不可以盲目进食补品：感冒后体内多呈温性的体质，并有炎症和病毒存在的可能。而且，在人体感冒时，肠胃消化功能不好，若继续大量食用这类药物，并不能很好地吸收，反而有可能加重感冒。感冒期间，还是以均衡、清淡的饮食为主。

9 家人的关怀：在妈妈们感冒的时候，爸爸们也一定要及时打气加油。尽管宝宝的诞生对于妈妈而言进入了一个新的人生阶段，但是同时也意味着新的任务。再加上感冒让身体本来就酸软乏力，更加加剧了妈妈的心理负担。此时，爸爸们如果能够多关心，多安慰，多多分担任务，新妈妈的心情好，抗击力也就更强了。

在注意饮食、注意休息的同时，哺乳期的妈妈们需要家人给予更多的关爱。尤其是爸爸们要多关心、多安慰、多多分担照顾宝宝和家里日常的任务。

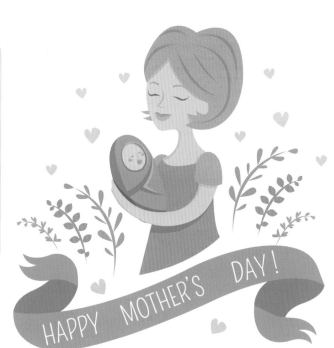

HAPPY MOTHER'S DAY!

4 还有哪些特殊人群在感冒的用药方面需要特别注意呢?

1 肝肾功能不全、血小板减少、有出血症状者和（或）有消化道溃疡病穿孔病史者应慎用含有对乙酰氨基酚、阿司匹林、布洛芬等成分的感冒药物，服用此类药物会加重这些症状。

2 从事驾驶、高空作业或操作精密仪器等行业工作者应慎用含有马来酸氯苯那敏、苯海拉明的感冒药物，因第一代抗组胺药具有抗胆碱能作用，影响神经元或神经肌肉接头的传导，可导致嗜睡、注意力不集中等。

3 未控制的严重高血压或心脏病及同时服用单胺氧化酶抑制剂的患者，禁用含有伪麻黄碱成分的感冒药物。

4 甲状腺功能亢进、糖尿病、缺血性心脏病及前列腺肥大的患者，慎用含有伪麻黄碱成分的感冒药物。

5 青光眼患者不建议使用伪麻黄碱作为局部用药。

6 慢性阻塞性肺疾病和重症肺炎呼吸功能不全的患者应慎用含有可待因和右美沙芬的感冒药物，因为可待因和右美沙芬的中枢镇咳作用可影响痰液的排出，而可能会加重呼吸困难。

总之，如果我们身边有以上"特殊人群"或自身患有一些慢性病和基础疾病，在患有感冒的时候不可以擅自用药，而应该在医生的指导下，根据不同人群的特点及感冒的不同症状，制定个体化的治疗策略。

六、如何能够更加快速地缓解感冒症状呢？

让我们先来回顾一下上一个章节我们对普通感冒治疗原则的定义："由于感冒目前尚无特效的抗病毒药物，故以对症治疗、缓解感冒症状为主，同时注意休息、适当补充水分、保持室内空气流通，避免继发细菌感染。"我们可能都会觉得经常得感冒，每次都是吃几天药就会缓解，为什么说"由于感冒目前尚无特效的抗病毒药物，故以对症治疗、缓解感冒症状为主"？这么说是不是有些夸大了呢？上面我们讲到普通感冒主要是由鼻病毒引起的，大家注意，这里说的是"主要"是由鼻病毒引起的。英国威尔士大学卡迪夫学院分子与医学生物科学学院感冒研究中心主任罗纳德·埃克尔斯教授指出："感冒虽是最常见的人类疾病，但事实上它也是生物科学最难解的疾病，因为有超过200种病毒可引起人们熟悉的各种感冒症状。"所以在感冒时，我们很难判断自己到底是因为何种病毒而引发的感冒，大多数情况下我们是莫名其妙地得了感冒，然后再去反思是不是昨天晚上睡觉着凉了？是不是在公

超过200种病毒都可以引起感冒症状的发生。

共场合有人对着我打喷嚏传染给我的？是不是最近太疲惫抵抗力低下了才会感冒的？正如我们在上一章当中讲到的，很多药物中的活性成分会帮助我们缓解感冒症状。那么我们除了合理的应用药物治疗之外，还有什么手段可以加速缓解感冒给我们带来的症状呢？长期以来的科学研究表明除了药物治疗，还有一些因素也能让人们感冒好转：当感冒发生时，任何来自自身或身边人的关心、关注行为都能够影响到患者的视觉、听觉、嗅觉、味觉、触觉，激活这些感觉，有助于抗击感冒对大脑造成抑制效应，从而缓解感冒症状。

感冒的症状不仅仅会影响到你的身体状态，也会影响到你的工作、生活和社交活动：无论是鼻塞头胀，还是咳嗽咽痛，这些身体上的症状都会使你变得容易感觉到疲惫、情绪低落、暴躁易怒。实际上，这是因为人体的免疫系统正在对抗疾病，从而影响了大脑区域之间的正常交流。

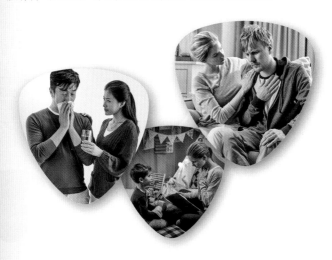

下面让我们来看看环境和身体感官给我们带来的感受，这些因素会不会对感冒的症状有所缓解呢？

1. 环境的影响

舒适的环境能够促进感冒的痊愈。目前在一些私立医院中，我们已经可以看到医院将大量的资源和精力投入到环境的打造中，以促进患者的快速康复。无论是从诊室墙壁的颜色、候诊室的布置，还是绿色植物的摆放、柔和的音乐、舒爽的气味等，将这一切组合起来，都是为了给患者带来更好的感官体验。我们也可以将这些复制到自己的家中，比如：打开窗户透透气；把我们喜爱的、舒缓一些的歌曲做成一个播放列表；舒舒服服地蜷缩在温暖舒适沙发里，这些都会使患者感觉到舒适。

同时，高质量的睡眠也可以促进感冒康复：多项医院研究证明，噪音不但会让睡眠质量变差，还会让血压和心率双双升高。其中一项研究将患者病房里的天花板从声音反射型换成了声音吸收型，然后发现在安装了吸声天花板的病房中，患者的睡眠质量得到了明显的改善，减轻

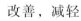

了精神压力。所以，如果在嘈杂的环境中我们可以带上耳塞，让自己安静下来，进入良好的睡眠中。

2. 嗅觉的影响

很多药物也有自己独特的气味，比如薄荷脑、樟脑和桉叶都是既有效又好闻的药物，它们都是有效的镇咳剂。如果鼻塞太严重，以至什么气味都闻不到？那就用鼻腔喷雾剂来缓解鼻塞吧，在不知不觉中呼吸就会变得顺畅了。这些通过嗅觉带来的体验都可以给感冒患者带来愉快的心情，促进感冒痊愈。

3. 味觉的影响

由于嗅觉与味觉相互关联，感冒时如果吃到能让人感到舒心的食物也会促进感冒痊愈。如果在我们得了感冒卧床休息时，有家人为我们煲一锅可口的汤，在吃饭时端过来温柔的催促我们喝下去，会不会想一下这个画面就会觉得很温馨呢？

此外，不要忘记那些清淡的同时又能让你舒心的美食——上次生病时妈妈为你熬的粥？还是老公为你准备的姜汤？甚至是同事为你递过来的一杯温水，所有这些体验都有助于激起你的康复记忆，它的效果甚至会好过一袋感冒冲剂。

4. 触觉的影响

触觉，是疾病康复过程中的另一种重要的身体感受。令人愉快的触觉和痛觉是由同一组神经纤维传导的，因此触觉其实可以缓冲痛觉的传导。一项研究表明：按摩既能减轻疼痛强度，又能缓解焦虑。而且，不一定非要专业人士的按摩才能有所帮助——患者身边的人往往能提供最好的抚触治疗：来自爱人的一个拥抱、与得了感冒的孩子互相依偎，这些都是最基本的通过触觉改变患者状态的方式。

所以当我们身边有患有感冒的亲人朋友时，我们不要忽视一个电话、一杯热水、一碗热汤、一个舒适的枕头，这些都会促进感冒患者尽快痊愈。不要觉得这些小事无所谓或者不好意思，患者很可能希望你主动这样做，设身处地地想一下当自己得了感冒的时候是不是也会希望有人主动为我们这样做呢？一旦我们服用了正确有效的药物，并调动所有感官接受或给予关爱，那么很快就能摆脱感冒症状，恢复到良好的状态，重新做回自己。

第三章
家庭流行性感冒的防治

流感在流行病学上最显著的特点为：突然暴发，迅速扩散，从而造成不同程度的流行。流感具有一定的季节性（我国北方地区流行高峰一般发生在冬春季，而南方地区全年流行，高峰多发生在夏季和冬季），一般流行3~4周后会自然停止，发病率高但病死率低。

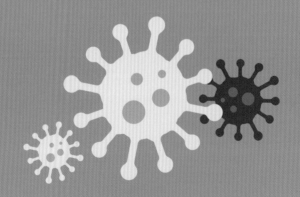

流行性感冒（以下简称流感）是人类面临的主要公共健康问题之一。流感的流行病学最显著特点为：突然暴发，迅速扩散，造成不同程度的流行，具有季节性，发病率高但一般病死率低（除人感染高致病性流感病毒等特殊病毒）。季节性流感一般可引起伴有发热的急性呼吸系统疾病，起病急剧，重症病例的高危人群主要为老年人、年幼儿童、孕产妇或有慢性基础疾病者；少数重症病例可因呼吸或多脏器衰竭而死亡。人感染高致病性禽流感（以下简称人禽流感）病死率高达60%以上。疫苗接种是防控流感的主要方法。在感染流感的早期，使用抗流感病毒药物进行治疗可以缓解流感症状、缩短病程、降低并发症发生率、缩短排毒时间并且可能降低病死率；在流感暴发的流行期间，没有患病的人也可以预防性的使用一些药物，这将有可能降低患病率。

　　流感具有一定的季节性（我国北方地区流行高峰一般发生在冬春季，而南方地区全年流行，高峰多发生在夏季和冬季），一般流行3～4周后会自然停止，发病率高但病死率低。

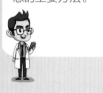

疫苗接种是防控流感的主要方法。

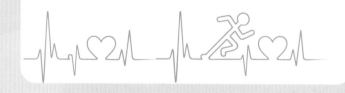

一　概况

　　流感分为散发、暴发、流行和大流行四种情况。在非流行期间，发病率较低，病例呈散在分布，病例在发病时间及地点上没有明显的联系，这种情况叫散发；一个集体或一个小地区在短时间内突然发生很多病例叫暴发；较大地区的流感发病率明显超过一般的发病水平，可称为流行；大流行有时也称世界性大流行，传播迅速，流行广泛波及全世界，发病率高并有一定的死亡。

　　甲型流感病毒常以流行形式出现，能引起世界性流感大流行。乙型流感病毒常常引起局部暴发，不引起世界性流感大流行。丙型流感病毒主要以散在形式出现，主要侵袭婴幼儿，一般不引起流行。

二　传染源

　　流感患者和隐性感染者是流感的主要传染源。从潜伏期末到发病的急性期都有传染性。成人和年龄较大的儿童患季节性流感（无并发症）期间，病毒在呼吸道分泌物中一般持续排毒3～6天。住院的成人患者可以在发病后持续一周或更长的时间散播有感染性的病毒。婴幼儿流感以及人H5N1禽流感病例中，长期排毒很常见（1～3周）。有些重度的禽流感感染（如H7N9,H5N6等）排毒时间可达1个月以上，包括艾滋病在内的免疫缺陷患者也会出现病毒排毒周期延长。

流感主要通过空气飞沫传播，也可通过口腔、鼻腔、眼睛等处黏膜直接或间接接触传播。接触患者的呼吸道分泌物、体液和污染病毒的物品也可能引起感染。

三 传播途径

流感主要通过空气飞沫传播，也可通过口腔、鼻腔、眼睛等处黏膜直接或间接接触传播。接触患者的呼吸道分泌物、体液和污染病毒的物品也可能引起感染。通过气溶胶经呼吸道传播有待进一步确认。

四 易感人群

人群普遍易感。流感病毒常常发生变异，例如甲型流感病毒在人群免疫压力下，每隔2～3年就会有流行病学上重要的抗原变异株出现，感染率最高的通常是青少年。

五 重症病例的高危人群

人群出现流感样症状后，特定人群较易发展为重症病例，应给予高度重视，尽早进行流感病毒相关检测及其他必要检查。

- 妊娠期妇女。
- 伴有以下疾病或状况者：慢性呼吸系统疾病、心血管系统疾病（高血压除外）、肾病、肝病、血液系统疾病、神经系统及神经肌肉疾病、代谢及内分泌系统疾病、免疫功能抑制（包括应用免疫抑制剂或HIV感染等致免疫功能低下）及集体生活于养老院或其他慢性病疗养机构的被看护人员。

- 肥胖者〔体重指数（body mass index，BMI）＞30，BMI=体重(kg)/身高 (m)²〕。
- 年龄＜5岁的儿童（年龄＜2岁更易发生严重并发症）。
- 年龄≥65岁的老年人。

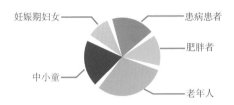

六　临床症状

流感的潜伏期一般为1~7天，多数为2~4天

★ 流感症状及体征

- 单纯型流感。最常见。突然起病，高热，体温可达39℃～40℃，可有畏寒、寒战，多伴头痛、全身肌肉关节酸痛、极度乏力、食欲减退等全身症状，常有咽喉痛、干咳，可有鼻塞、流涕、胸骨后不适等。颜面潮红，眼结膜外眦轻度充血。如无并发症呈自限性过程，多于发病3～4天后体温逐渐消退，全身症状好转，但咳嗽、体力恢复常需1～2周。

- 中毒型流感。极少见。表现为高热、休克及弥散性血管内凝血（DIC）等严重症状，病死率高。

自限性疾病，就是疾病在发生发展到一定程度后能自动停止，并逐渐恢复痊愈，并不需特殊治疗，只需对症治疗或不治疗，靠自身免疫就可痊愈的疾病。

● 胃肠型流感。除发热外，以呕吐、腹泻为显著特点，儿童多于成人。2~3天即可恢复。

● 儿童。在流感流行季节，有超过40%的学龄前儿童及30%的学龄儿童患流感。一般健康儿童感染流感病毒可能表现为轻型流感，主要症状为发热、咳嗽、流涕、鼻塞及咽痛、头痛，少部分出现肌痛、呕吐、腹泻。婴幼儿流感的临床症状往往不典型，可出现高热惊厥。新生儿流感少见，但易合并肺炎，常有败血症表现，如嗜睡、拒奶、呼吸暂停等。与成人相比，儿童因流感病毒更易引起喉炎、气管炎、支气管炎、毛细支气管炎、肺炎及胃肠道症状。

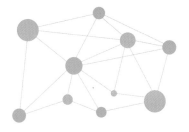

● 老年人。65岁以上流感患者为老年流感。因老年人常常存有呼吸系统、心血管系统等原发病，因此老年人感染流感病毒后病情多较重，病情进展快，发生肺炎率高于青壮年人，其他系统损伤主要包括流感病毒性心肌炎导致的心电图异常、心功能衰竭、急性心肌梗死，也可并发脑炎以及血糖控制不佳等。

- 妊娠妇女。中晚期妊娠妇女感染流感病毒后除发热、咳嗽等表现外，易发生肺炎，迅速出现呼吸困难、低氧血症甚至急性呼吸窘迫综合征(ARDS)，可导致流产、早产、胎儿窘迫及胎死宫内。可诱发原有基础疾病的加重，病情严重者可以导致死亡。发病2天内未行抗病毒治疗者病死率明显增加。

- 免疫缺陷人群。免疫缺陷人群如器官移植人群、艾滋病患者、长期使用免疫抑制剂者，感染流感病毒后发生重症流感的危险性明显增加，由于易出现流感病毒性肺炎，发病后可迅速出现发热、咳嗽、呼吸困难及紫绀，病死率高。

重症病例的临床表现

主要有以下几个方面：

1 流感病毒性肺炎

季节性甲型流感（H1N1、H2N2和H3N2等）所致的病毒性肺炎主要发生于婴幼儿、老年人、慢性心肺疾病及免疫功能低下者，2009年甲型H1N1流感还可在青壮年、肥胖人群、有慢性基础疾病者和妊娠妇女等人群中引起严重的病毒性肺炎，部分发生难治性低氧血症。人禽流感引起的肺炎常可发展成急性肺损伤或ARDS，病死率高。

2 肺外表现

（1）心脏损害：心脏损伤不常见，主要有心肌炎、心包炎。可见肌酸激酶升高、心电图异常，而肌钙蛋白异常少见，多可恢复。重症病例可出现心力衰竭。

（2）神经系统损伤：包括脑脊髓炎、横断性脊髓炎、无菌性脑膜炎、局灶性神经功能紊乱、急性感染性脱髓鞘性多发性神经根神经病（格林巴利综合征）。

（3）肌炎和横纹肌溶解综合征：在流感中罕见。主要症状有肌无力、肾功能衰竭，肌酸激酶升高。

危重症患者可发展为多器官功能衰竭和弥漫性血管内凝血等，甚至死亡。

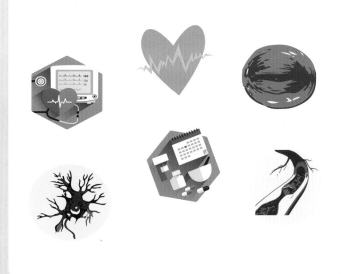

1 继发细菌性肺炎

发生率为5%~15%。流感起病后2~4天病情进一步加重，或在流感恢复期后病情反而加重，出现高热、剧烈咳嗽、脓性痰、呼吸困难，肺部湿性罗音及肺实变体征。外周血白细胞总数和中性粒细胞显著增多，以肺炎链球菌、金黄色葡萄球菌，尤其是耐甲氧西林金黄色葡萄球菌（methicillin-resistant staphylococcus aureus，MRSA），肺炎链球菌或流感嗜血杆菌等为主。

2 其他病原菌感染所致肺炎

包括衣原体、支原体、嗜肺军团菌、真菌（曲霉菌）等，对流感患者的肺炎经常规抗感染治疗无效时，应考虑到真菌感染的可能。

3 其它病毒性肺炎

常见的有鼻病毒、冠状病毒、呼吸道合胞病毒、副流感病毒等，在慢性阻塞性肺部疾病（chronic obstructive pulmonary disease,COPD）患者中发生率高，并可使病情加重，临床上难以和流感病毒引起的肺炎相区别，相关病原学和血清学检测有助于鉴别诊断。

4 Reye综合征

偶见于14岁以下的儿童，尤其是使用阿司匹林等水杨酸类解热镇痛药物者。

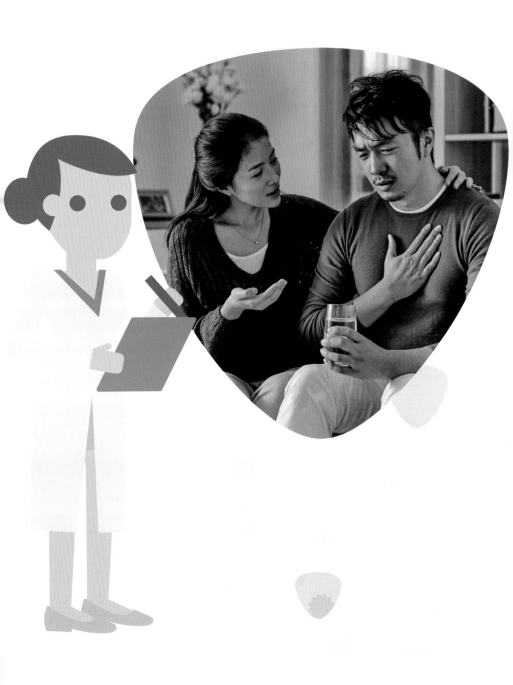

七 治疗

基本原则

根据病情严重程度评估确定治疗场所

妊娠中晚期妇女和基础疾病症状加重的流感患者要及时入院治疗，切不可因大意拖延病情。

（1）住院治疗标准（满足下列标准1条或1条以上）：

① 妊娠中晚期妇女。

② 基础疾病明显加重，如：慢性阻塞性肺疾病、糖尿病、慢性心功能不全、慢性肾功能不全、肝硬化等。

③ 符合重症流感诊断标准。

④ 伴有器官功能障碍。

（2）非住院患者居家隔离，保持房间通风。充分休息，多饮水，饮食应当易于消化和富有营养。密切观察病情变化，尤其是老年和儿童患者。

在发病36小时或48小时内尽早开始抗流感病毒药物治疗。

虽然有资料表明发病48小时后使用神经氨酸酶抑制剂亦可以有效，但是大多数研究证明早期治疗疗效更为肯定。

避免盲目或不恰当使用抗菌药物

仅在流感继发细菌性肺炎、中耳炎和鼻窦炎等时才有使用抗生素的指征。从1918年西班牙流感直至2009年甲型H1N1流感的研究都表明，流感继发细菌性肺炎最常见病原菌为肺炎链球菌、金黄色葡萄球菌、流感嗜血杆菌等，类似社区获得性肺炎，可以选择阿莫西林、阿莫西林/克拉维酸、大环内脂类或呼吸喹诺酮类。如果所在地区甲氧西林耐药金黄色葡萄球菌（MRSA）分离率高，特别是存在社区相关性甲氧西林耐药金黄色葡萄球菌（CA-MRSA）时，应当使用糖肽类或利奈唑胺；倘若病情不重，根据药敏亦可以选择价格低廉的复方磺胺甲基异噁唑（SMZco）或克林霉素。在2009年甲型H1N1流感，原发性病毒性肺炎较继发细菌性肺炎更常见，应注意二者的鉴别。一般地说，中、后期（≥5天）出现的肺炎，影像学上呈现叶、段分布的局限性或融合性肺部浸润或实变（而非弥漫性间质性病变），临床上持续发热、咳黄脓痰，提示细菌性肺炎，需要使用抗生素，药物选择一如前述。重症流感住院期间（包括应用机械通气期间）发生肺炎，则按医院获得性肺炎（含呼吸机相关肺炎）恰当、合理选用抗生素。

患流感后要尽早使用抗流感病毒药物进行治疗，避免不遵医嘱盲目地、不恰当地使用抗菌药物（消炎药）进行治疗。

　　流感患者只要早期应用抗病毒药物，大多不再需要对症治疗（解热镇痛、缓解鼻黏膜充血、抗过敏、止咳等药物）。如果使用，应提高针对性，不一定都用复方制剂。儿童忌用阿司匹林或含阿司匹林药物以及其他水杨酸制剂，因为此类药物与流感的肝脏和神经系统并发症即Reye综合征相关，偶可致死。

与普通感冒不同，目前已有特异性抗流感病毒药物。流感患者只要早期应用抗病毒药物，大多不再需要对症治疗。

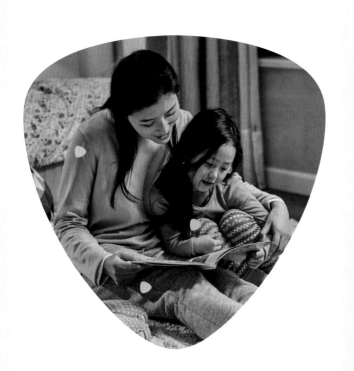

抗流感病毒药物治疗

1 神经氨酸酶抑制剂：作用机制是阻止病毒由被感染细胞释放和入侵邻近细胞，减少病毒在体内的复制,对甲、乙型流感均具活性。在我国上市的有两个品种，即奥司他韦（Oseltamivir）和扎那米韦（Zanamivir），最近在日本等部分国家被批准静脉使用的帕那米韦（Peramivir）和那尼纳米韦（Laninamivir）目前在我国还没有上市。大量临床研究显示，神经氨酸酶抑制剂治疗能有效缓解流感患者的症状，缩短病程和住院时间，减少并发症，节省医疗费用，并有可能降低某些人群的病死率，特别是在发病48小时内早期使用。奥司他韦为口服剂型，批准用于＞1岁儿童和成人，＜1岁儿童其安全性和有效性缺少足够资料；不良反应包括胃肠道症状、咳嗽和支气管炎、头晕和疲劳以及神经系统症状(头痛、失眠、眩晕)，曾报道有抽搐和神经精神障碍，主要见于儿童和青少年，但不能确定与药物的因果关系。此外，偶有皮疹、过敏反应和肝胆系统异常。扎那米韦为粉雾吸入剂型，用于＞5岁（英国）或7岁（美国）儿童和成人，对照研究证明它与奥司他韦疗效没有差别。偶可引起支气管痉挛和过敏反应，对有哮喘等基础疾病的患者要慎重，其他不良反应较少。对于重症的禽流感患者（如H5N1、H7N9、H5N6），可以考虑静脉用药（扎那米韦、帕那米韦等）。

2 M2离子通道阻滞剂：阻断流感病毒M2蛋白的离子通道，从而抑制病毒复制,但仅对甲型流感病毒有抑制作用。包括金刚烷胺（Amantadine）和金刚乙胺（Rimantadine）两个品种,神经系统不良反应有神经质、焦虑、注意力不集中和轻度头痛等，多见于金刚烷胺；胃肠道反应有恶心、呕吐，人多比较轻微，停药后可迅速消失。

3 儿童用药剂量与成人不同，疗程相同。在紧急情况下，对于大于3个月婴儿可以使用奥司他韦。即使时间超过48小时，也应进行抗病毒治疗。

4 关于耐药、临床用药选择和用法。抗流感病毒药物治疗是流感治疗最基本和最重要的环节。但流感病毒很容易产生耐药毒株，备受关注。甲型流

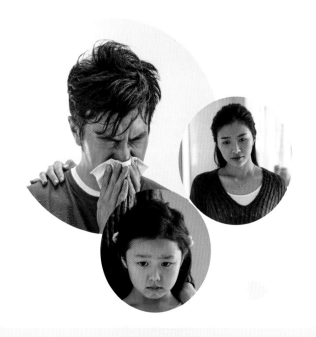

感病毒对M2离子通道阻滞剂早有耐药，目前我国和全球的监测资料均表明几乎100%的季节性甲型流感病毒（H1N1、H3N2）和2009年甲型H1N1流感病毒对烷胺类药物耐药；曾有报道超过80％的季节性甲型流感病毒（H1N1）对奥司他韦耐药，但对扎那米韦仍然敏感；季节性甲型流感病毒（H3N2）、2009年甲型H1N1流感病毒对奥司他韦和扎那米韦仍然敏感；H5N1禽流感病毒对这两类药物的耐药比例较低。但是流感病毒容易产生变异而导致对抗病毒药物产生耐药。季节性甲型流感病毒（H1N1）对奥司他韦和金刚烷胺双重耐药的比例在近几年有所上升，耐药株可经人与人之间传播。因此，医师在临床用药应尽量参考当地流行的病毒类型、亚型以及耐药监测资料。由于病毒亚型鉴定和耐药监测尚不普及，耐药对临床疗效的影响缺少评估，因此在耐药数据不清楚的情况下，甲型流感病毒可选用扎那米韦、奥司他韦、金刚乙胺和金刚烷胺；乙型流感病毒可选用奥司他韦或扎那米韦。

耐药就是指细菌对药物失去了敏感性，使治疗失去了效果或降低了疗效。这与药物伪劣、剂量不正确、不规律用药和滥用有关。

有人主张在重症患者奥司他韦治疗剂量加倍，疗程延长至10天；如有可能，可考虑静脉注射扎那米韦。临床用药应及时从国家食品药品监督管理总局网站（www.sda.gov.cn）获得最新的抗流感病毒药物信息。

中医治疗

1. 轻症

（1）风热犯卫

● 主症：发病初期，发热或未发热，咽红不适，轻咳少痰，微汗。

● 舌脉：舌质红，苔薄或薄腻，脉浮数。

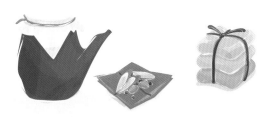

● 治法：疏风清热。

◆基本方药：银花、连翘、桑叶、菊花、炒杏仁、浙贝母、荆芥、牛蒡子、芦根、薄荷（后下）、生甘草。

◆煎服法：水煎服，每剂水煎400ml，每次口服200ml，1日2次，必要时可日服2剂，200ml，6小时1次口服。

◆加减：苔厚腻加藿香、佩兰；腹泻加黄连、木香。

◆常用中成药：疏风解毒胶囊、银翘解毒类、双黄连类口服制剂等。

（2）风寒束表。

- 主症：发病初期，恶寒，发热或未发热，身痛头痛，鼻流清涕，无汗。
- 舌脉：舌质淡红，苔薄而润。

- 治法：辛温解表。
- ◆基本方药：炙麻黄、炒杏仁、桂枝、葛根、炙甘草、羌活、苏叶。
- ◆煎服法：水煎服，每剂水煎400ml，每次口服200ml，1日2次，必要时可日服2剂，200ml，6小时1次口服。
- ◆常用中成药：九味羌活颗粒、散寒解热口服液。

（3）热毒袭肺。

- 主症：高热、咳嗽、痰粘咯痰不爽、口渴喜饮、咽痛、目赤。
- 舌脉：舌质红苔黄或腻，脉滑数。

- 治法：清肺解毒。
- ◆基本方药：炙麻黄、杏仁、生石膏（先煎）、知母、芦根、牛蒡子、浙贝母、金银花、青蒿、薄荷、瓜蒌、生甘草。
- ◆煎服法：水煎服，每剂水煎400ml，每次口服200ml，1日2次，必要时可日服2剂，200ml，6

小时1次口服。

◆加减：便秘加生大黄。

◆常用中成药：连花清瘟胶囊、莲花清热泡腾片、小儿豉翘清热颗粒等。

◆注意：以上方药、用量供参考使用，儿童用量酌减，有并发症、慢性基础病史的患者，随证施治。

2. 危重症

（1）热毒壅肺。

• 主症：高热，咳嗽咯痰，气短喘促；或心悸，躁扰不安，口唇紫暗，舌暗红，苔黄腻或灰腻，脉滑数。

• 治法：清热泻肺，解毒散瘀。

◆基本方药：炙麻黄、生石膏、炒杏仁、知母、全瓜蒌、黄芩、浙贝母、生大黄、桑白皮、丹参、马鞭草。

◆煎服法：水煎400ml，每次200ml，口服，日四次，病情重不能口服者可进行结肠滴注，用量和次数同上。

◆加减：持续高热，神昏谵语者加服安宫牛黄丸；抽搐者加羚羊角、僵蚕、广地龙等；腹胀便结者加枳实、元明粉。

（2）正虚邪陷。

· 主症：呼吸急促或微弱，或辅助通气，神志淡漠甚至昏蒙，面色苍白或潮红，冷汗自出或皮肤干燥，四肢不温或逆冷，口燥咽干，舌暗淡，苔白，或舌红绛少津，脉微细数，或脉微弱。

· 治法：扶正固脱。

◆基本方药：偏于气虚阳脱者选用人参、制附子、干姜、炙甘草、山萸肉等；偏于气虚阴脱者可选用红人参、麦冬、五味子、山萸肉、生地、炙甘草等。

◆煎服法：水煎400ml，每次200ml，口服，日四次，病情重不能口服者可进行结肠滴注，用量和次数同上。

◆加减：若仍有高热者加用安宫牛黄丸。

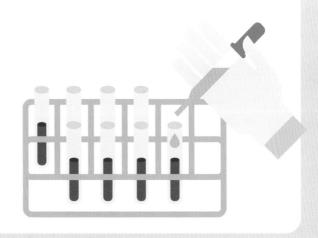

八 预防

季节性流感在人与人之间的传播能力很强，与有限的有效治疗措施相比，积极防控更为重要。

加强个人卫生知识宣传教育

① 保持室内空气流通，流行高峰期避免去人群聚集场所。

② 咳嗽、打喷嚏时应使用纸巾等，避免飞沫传播。

③ 经常彻底洗手，避免脏手接触口、眼、鼻。

④ 流行期间如出现流感样症状及时就医，并减少接触他人，尽量居家休息。

机构内暴发流行的防控

当流感已在社区流行时，同一机构内如在72小时内有二人或二人以上出现流感样症状就应警惕，积极进行病原学检测。一旦确诊应要求患者入院治疗或居家休养，搞好个人卫生，尽量避免、减少与他人接触。当确认为机构内暴发后，应按《传染病防治法》及《突发公共卫生应急条例》的有关规定来执行。医院内感染暴发时，有关隔离防护等措施应参照相关技术指南的规定来执行。

接种流感疫苗

接种流感疫苗是其他方法不可替代的最有效预防流感及其并发症的手段。疫苗需每年接种方能获有效保护，疫苗毒株的更换由WHO根据全球监测结果来决定。我国有关疫苗接种的技术指导意见参见中国疾病预防控制中心网站信息（www.chinacdc.cn）。

1. 优先接种人群。

（1）患流感后发生并发症风险较高的人群：

- 6～59月龄婴幼儿。
- ≥60岁老人。
- 患慢性呼吸道病、心血管病、肾病、肝病、血液病、代谢性等疾病的成人和儿童。
- 患有免疫抑制疾病或免疫功能低下的成人和儿童。
- 生活不能自理者和因神经系统疾患等自主排痰困难有上呼吸道分泌物等误吸风险者。
- 长期居住疗养院等慢性疾病护理机构者。
- 妊娠期妇女及计划在流感季节怀孕的妇女。
- 18岁以下青少年长期接受阿司匹林治疗者。

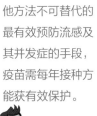

接种流感疫苗是其他方法不可替代的最有效预防流感及其并发症的手段，疫苗需每年接种方能获有效保护。

（2）有较大机会将流感病毒传播给高危人群的人员：

- 医疗卫生保健工作人员。

- 敬老院、疗养院等慢性疾病护理机构工作人员。

- 患流感后并发症风险较高人群的家庭成员和看护人员。

2. 禁忌者。

（1）对卵蛋白或任何疫苗过敏者。

（2）中、重度急性发热者。

（3）曾患格林巴利综合征者。

（4）医师认为其他不能接种流感疫苗者。

3. 接种方法和时机。

（1）从未接种过流感疫苗或前一年仅接种1剂的6月龄～9岁儿童应接种2剂，间隔4周；以后每年在流感高发季节前接种1剂。其他人群每年1剂。

（2）接种途径为肌内或深度皮下注射，建议婴幼儿选择大腿外侧肌肉注射。

（3）我国大多数地区应在每年10月前开始接种。

使用药物预防流感，需在医生的指导下进行。

4. 抗病毒药物预防

药物预防不能代替疫苗接种，只能作为没有接种疫苗或接种疫苗后尚未获得免疫能力的高合并症风险人群的紧急临时预防措施。应选择对流行毒株敏感的抗病毒药物作为预防药物，疗程应由医师决定，一般1~2周。对于那些虽已接种疫苗但因各种原因导致免疫抑制，预计难以获得有效免疫效果者，是否要追加抗病毒药物预防及投药时机、疗程、剂量等也应由医师来做出判断。

5. 中医预防

与流感患者有明确接触者：

（1）儿童、青壮年，身体强壮者可用下方：金银花6克、大青叶6克、薄荷3克、生甘草3克，水煎服，每日一付，连服5天。

（2）老年体弱者可用下方：党参6克、苏叶6克、荆芥6克，水煎服，每日一付，连服5天。

第四章
家庭感冒防治
科普知识问答

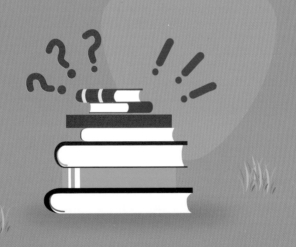

作为全球领先的感冒咳嗽药品牌"VICKS息可舒"根据过去一年内对国内搜索引擎排行榜的公开数据进行整理、分析，累计搜集与感冒相关的问题达9824条。在这近万条问题当中，我们归纳并筛选出提问次数最多的几类问题进行解答：

1　第一类问题是孕妇感冒了怎么办?这个问题我们在本章第五节第二点"孕妇治疗感冒有什么特别要注意的地方？"有讲过，大家可以参考。这里再次提示孕妇感冒不能擅自服用药物，再服用润喉糖等辅助缓解咽痛症状的食物时也要注意其成分当中是否含有禁服的成分，包括含有碘成分的食物也要注意禁食。

2　第二类问题主要集中在感冒的症状上，比如流鼻涕和咽痛。

（1）感冒为什么会流鼻涕？鼻涕是鼻腔黏膜分泌的液体，正常情况下少量分泌具有清除灰尘、细菌和病毒的作用，但在感冒时鼻黏膜充血，水肿，其中的腺体尤其有一种被称为"杯状细胞"的分泌物会大量增加，于是产生了鼻涕外溢。不当的擤鼻涕方法不但可损伤鼻腔本身的黏膜（如太剧烈者可引起小血管破裂而出血），而且有可能导致鼻窦炎。因此提倡正确的擤鼻子方法：紧压一侧鼻翼，然后轻轻擤出对侧开放鼻腔的鼻涕。擤鼻涕后不要用力深吸气以免分泌物进入鼻窦造成鼻窦的继发感染。建议用软餐巾纸擤鼻，用过之后烧掉或于厕所内冲弃，不要随便乱扔。如果用手帕擤鼻，用后要用开水煮沸灭菌为好，擤鼻后要洗手，避免分泌物留在手上，散播传染。

（2）感冒为什么会有咽部的疼痛？咽部与鼻腔相通，鼻黏膜的感染向下蔓延就会引起咽黏膜、黏膜下组织和淋巴组织的急性感染，也就是急性咽炎。由于引发了咽炎，所以感冒患者除了一般的感冒症状之外，还会有咽部干燥、灼热、疼痛的症状。

3 第三类问题集中在孩子频繁感冒该如何应对。

孩子在成长过程中频发感冒，是众多妈妈们非常头疼的问题。每位母亲都希望自己的孩子健康成长，都希望能够在孩子生病的时候能够得到快速康复。本章第五节第二点"儿童治疗感冒有什么特别要注意的地方？"解答了类似孩子频繁感冒怎么办的问题，在做好家庭护理的同时还要加强孩子的体育锻炼，增进孩子的身体素质、提高抵抗力。这里重点解答一下关于"咳嗽"的问题。

感冒会引发咳嗽，咳嗽也可能会是感冒的症状之一，但咳嗽并不等同于感冒，也有可能是其他疾病的表现症状，比如：鼻窦炎、鼻炎、咽炎、喉炎、气管炎、支气管炎、毛细支气管炎、肺炎、百日咳、过敏性咳嗽，支气管哮喘等多种疾病。病症的鉴别诊断和治疗方式是较为复杂的，家长应带孩子到医院就诊，遵医嘱处理。这里我们只和大家讲解两点，一是孩子为什么会咳嗽？只有知道了咳嗽的"原理"才能配合医生对症下药；二是儿童咳嗽，家长应该注意做什么。

（1）孩子为什么会咳嗽？孩子咳嗽是一种症状，是一种保护性反射动作，咳嗽往往伴有咳痰，痰就是呼吸道中产生的"垃圾"，通过咳嗽可以把呼吸道中的"垃圾"清理出来。所以我们可以简单的理解为如果仅仅是咳嗽几声不用在意，这是一件我们自身排除"垃圾"的好事。但是，当呼吸道中已经没有"垃圾"了，或者"垃圾"卡住咳不出来了，这时候再咳嗽就会造成呼吸道的充血、水肿，这就不再是具有保护作用的反射动作了，应该积极止咳。同时，即便是保护性的咳嗽，如果剧烈到影响睡眠和进食，也必须进行治疗。止咳治疗包括祛痰、化痰、减轻呼吸道黏膜水肿、恢复气管内膜纤毛作用等。

（2）小儿咳嗽时，除了在注意前面讲到的小儿感冒当中家长应该做的注意事项之外，还应该注意以下几点：

①在治疗咳嗽时，不要长期服用抗生素，要找出病因，在治疗原发病的基础上，选择恰当的止咳祛痰药，注意护理。

②居室要保持空气新鲜，定时通风换气，不要有家人在室内吸烟。室温最好维持在18℃～22℃，保持适当湿度，以防干燥空气吸入气管，痰液不容易咳出。冬天可使用加湿器或在暖气上放一碗水、湿布等，也可在火炉上放一水壶，将盖打开，让水汽蒸发。

③鼓励孩子多休息。睡觉时可用几个枕头把孩子后背和头撑起，婴儿可在头部的褥垫下放一个枕头。

④如果孩子的咳嗽是突然发作，要警惕是不是呛了东西，鼓励他将异物咳出来，否则立即就诊，必须分秒必争。

⑤因为痰堵塞引起的咳嗽，就要帮助咳痰。具体做法：你坐下，让宝宝头朝下趴在你的

膝上，宝宝头的下方放痰盂。然后用整个手掌有节奏地轻拍他的背部，不要太用力。利用拍击产生的震动，将气道深处的黏液向上排。同时鼓励孩子腹部用力，把痰咳出并吐到盆中。

⑥如果发现宝宝发生了咳嗽，父母应注意天气变化，确保他不会着凉，否则很可能引起支气管炎。不仅要做到及时增减衣服，还有注意不能待在有空调冷风的室内或有寒风、雨雪的室外。

4 第四类问题集中在"胃肠型感冒"。胃肠型感冒是普通感冒的一种，胃肠型感冒主要是由一种叫"柯萨奇"的病毒引起的，同时伴有细菌性混合感染。胃肠型感冒在医学上又称"呕吐性上感"，它的发病症状主要是：胃胀、腹痛、呕吐、腹泻，一天排便多次，身体感觉乏力，严重时会导致肌体脱水、体内电解质紊乱，免疫系统遭到破坏。这时如果以止泻药物进行治疗，不但不会缓解病情，还会延误病情。"胃肠感冒"最常见的原因是病毒菌的感染及饮食的过敏反应。细菌及病毒在喉部侵入发炎后，即会顺着唾液被吞入胃肠中引起胃肠的不适。预防胃肠型感冒其实很简单：多喝水，最好不要用冷藏的饮品，多吃新鲜的蔬菜水果，多吃容易消化的食物，做到居住的房间空气流通，少去人多拥挤的公共场所，遇有气候变化及时增减衣服。

5 第五类问题是随着大众健康卫生水平的提升以及老龄化社会的到来，老年人感冒咳嗽开始得到越来越多的关注。

老年人因为感冒引发的咳嗽经常会持续很久并反复发作。这里除了跟儿童、孕妇等特殊一样需要注意家庭护理、需要注意环境因素、需要注意饮食、需要适度锻炼之外，还因为老年人特殊性要额外引起重视。老年人经常会伴有一些基础疾病，很多时候的咳嗽不能误认为是感冒所引起的，也可能是：药源性咳嗽，这是对某种药物过敏而产生的持续性咳嗽；由心脏方面的疾病引起的咳嗽；由哮喘引起的咳嗽；由胃食管反流引起的咳嗽等。所以，老年人感冒家人要引起足够的重视，如果长期未愈或者咳嗽反复发作一定要在家人的陪同下就诊，明确病因，随症治疗。

6 第六类问题是大家关心感冒时的饮食问题。感冒时宜饮食清淡，不要吃油炸、肥腻、辛辣的食物，肉类也要少吃。吃粥、面条、汤羹等，多吃水果和蔬菜。这样一方面是保证身体的营养又不会增加消化的负担，同时另一方面有助于药物的吸收。对于大家熟知的在有感冒前兆的时候，煎一点姜汤服用是有助于预防感冒的，但是不要在感冒期间，除非有中医科的医生指导，否则不要服用更多的药性食材，比如姜、葱、绿豆等等。

7 第七类问题，有很多人关心普通感冒是否有传染性。

普通感冒也是由病毒引起的，病毒可以在人体内，尤其在鼻腔黏膜内生长繁殖。打喷嚏，擤鼻涕等可将病毒排出，一旦经他人吸入，就可以在其他人体内生存和繁殖，因此普通感冒也具有传染性。感冒的患者为了防止传染到其他人，在出入公共场所的时候应戴口罩，尽量少去人员密集的场所，所处环境比如家里或者办公室要经常通风，必要时要适当消毒。

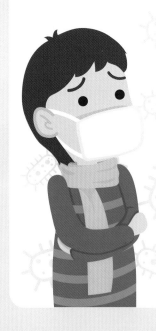